Lea Wirbelwind fürchtet sich nicht – oder doch?

Eine Geschichte von Christine Merz
mit Bildern von Betina Gotzen-Beek

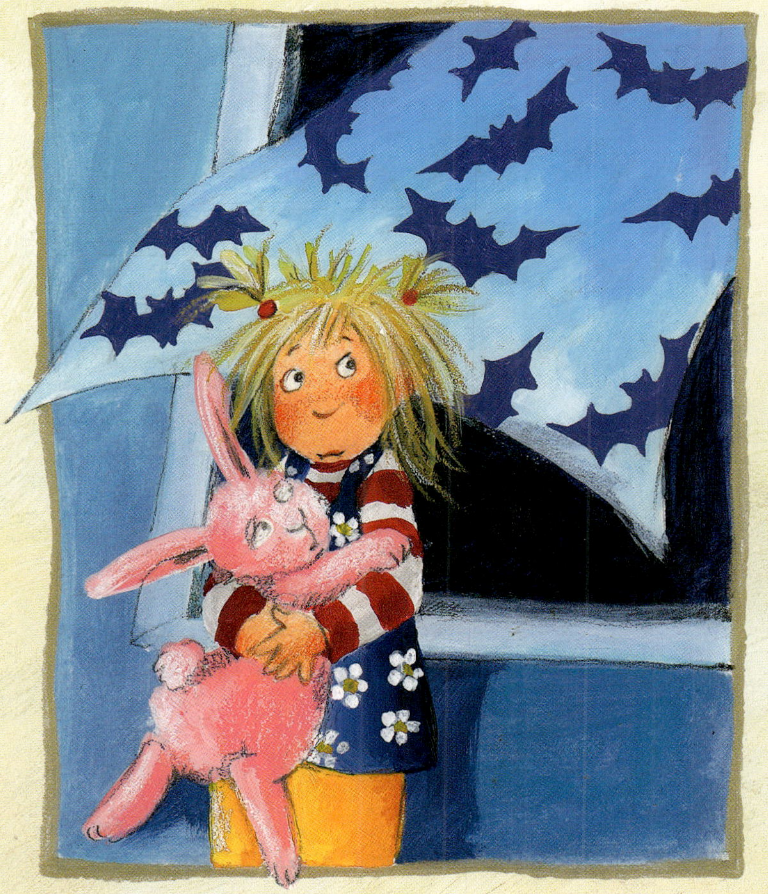

KeRLE bei Herder
Freiburg · Wien · Basel

Lea freut sich, denn heute ist ein besonderer Abend. Mama und Papa gehen ins Theater und Marie, Leas beste Freundin, darf bei Lea übernachten. Marie bringt in einem kleinen Koffer ihren Schlafanzug, ihre Zahnbürste und ihr Kuscheltier mit. „Wir machen uns einen gemütlichen Abend!", sagt Lea zu Marie und schiebt mit dem Fuß die Spielsachen unter ihrem Hochbett zusammen, damit die Gästematratze Platz hat.

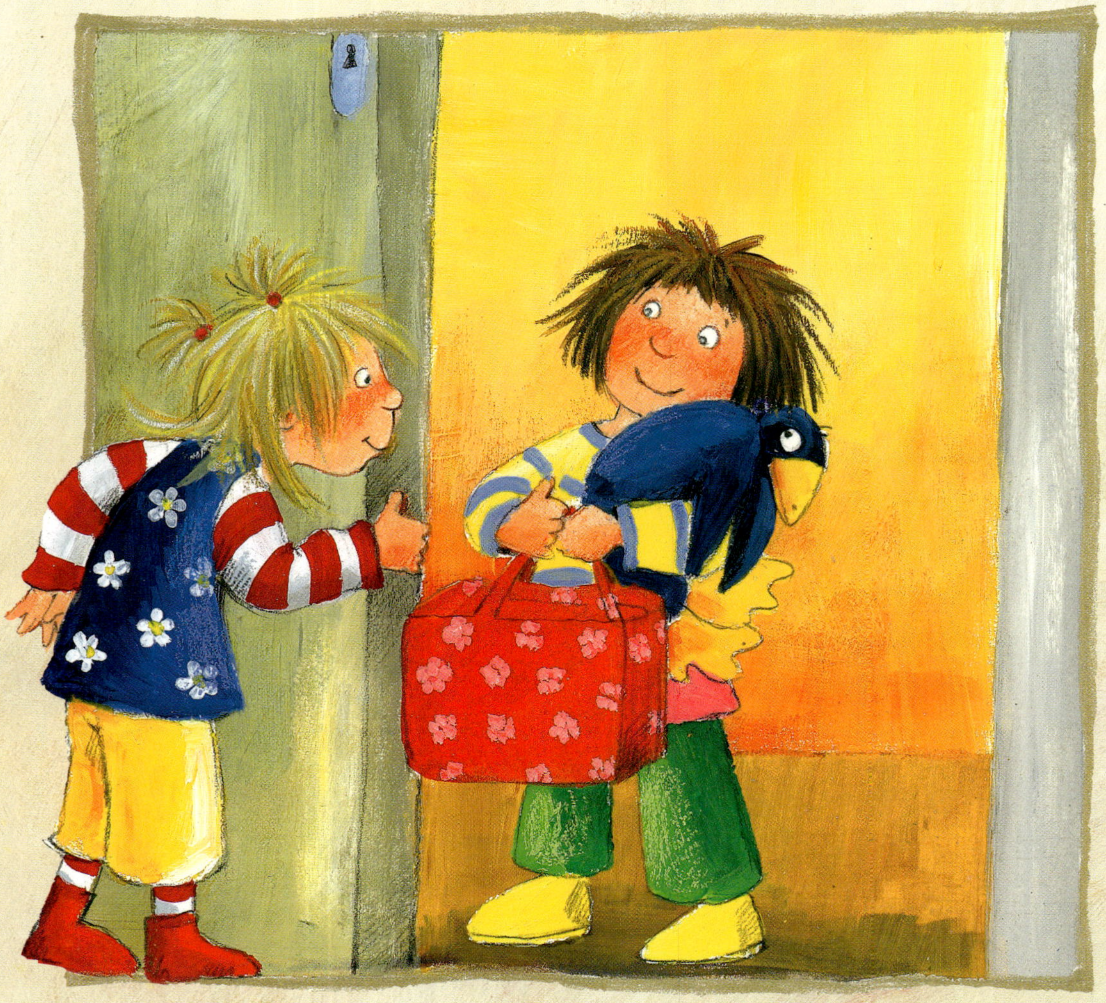

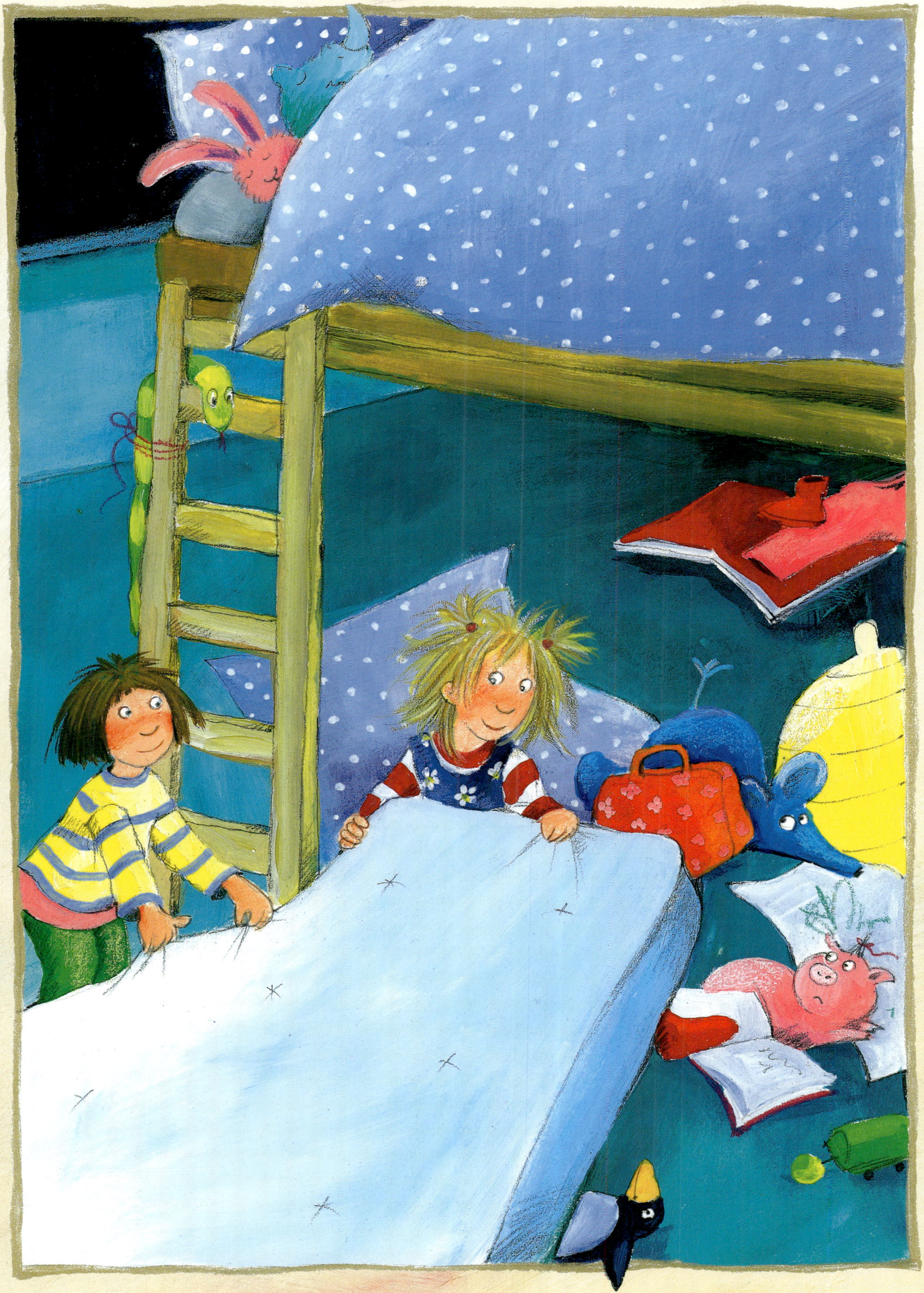

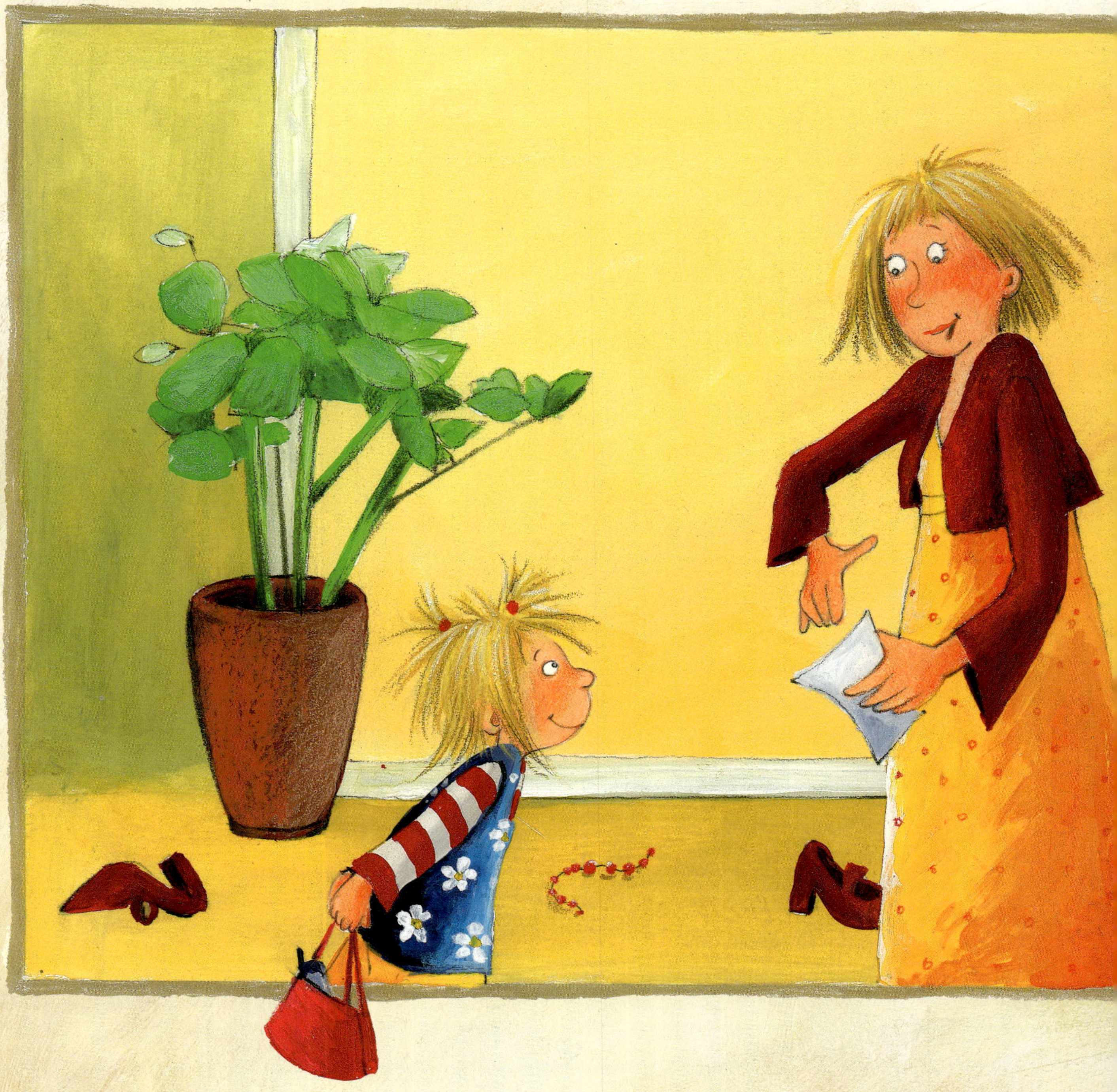

Mama und Papa haben sich fein gemacht. Papa zeigt mit der Spitze seiner Krawatte auf die Uhr: „Viel Spaß ihr zwei! Aber dran denken: Wenn der große Zeiger oben ist, geht es ab ins Bett!"
Mama gibt Lea einen Zettel. „Hier steht meine Handynummer.

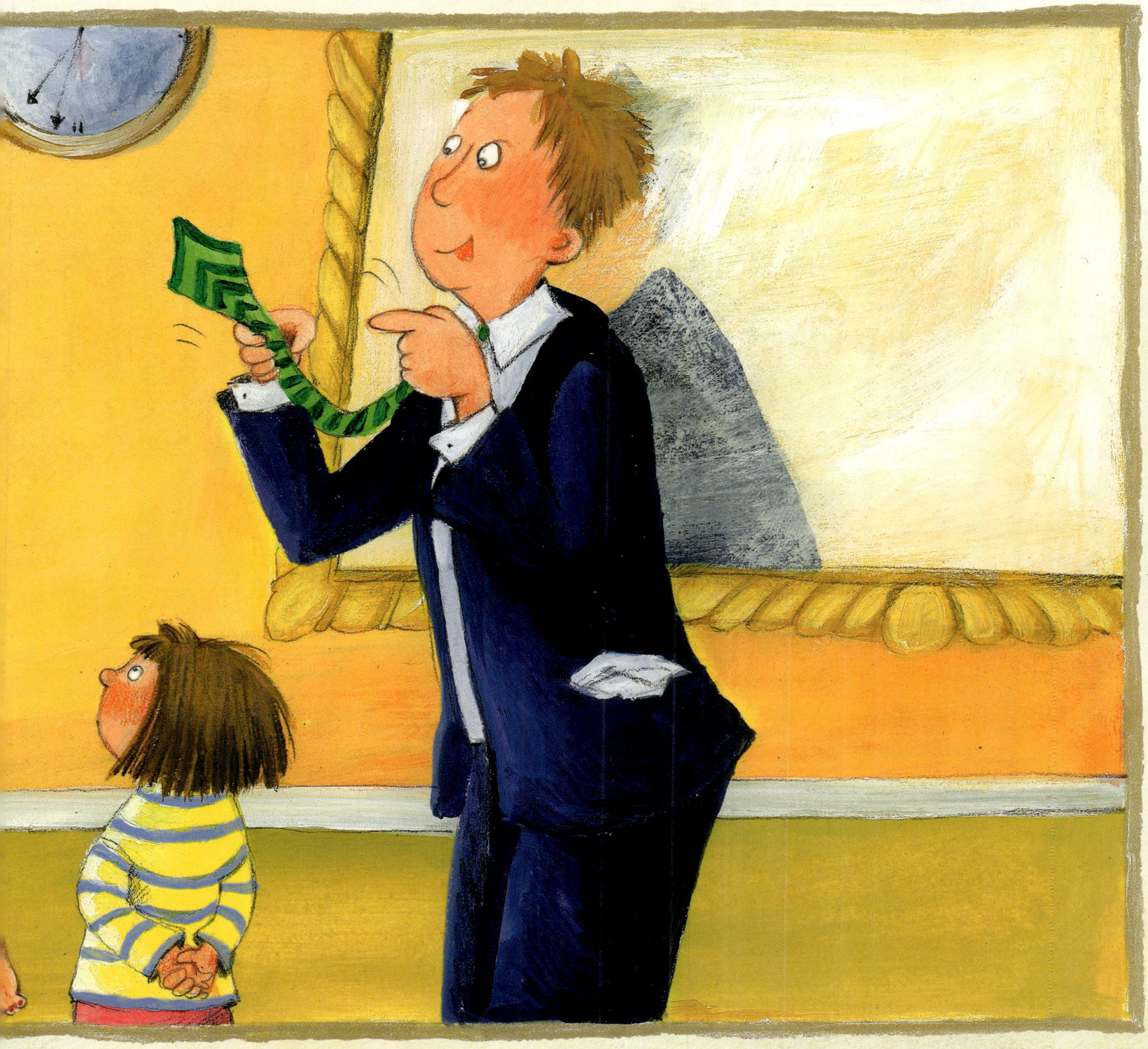

Wenn irgendetwas nicht in Ordnung ist oder ihr es mit der Angst zu tun kriegt, ruft an!" Lea winkt ab. „Phhh – wir kriegen keine Angst!", sagt sie. „Außerdem wohnt Oma Arnold ja direkt unter uns!"

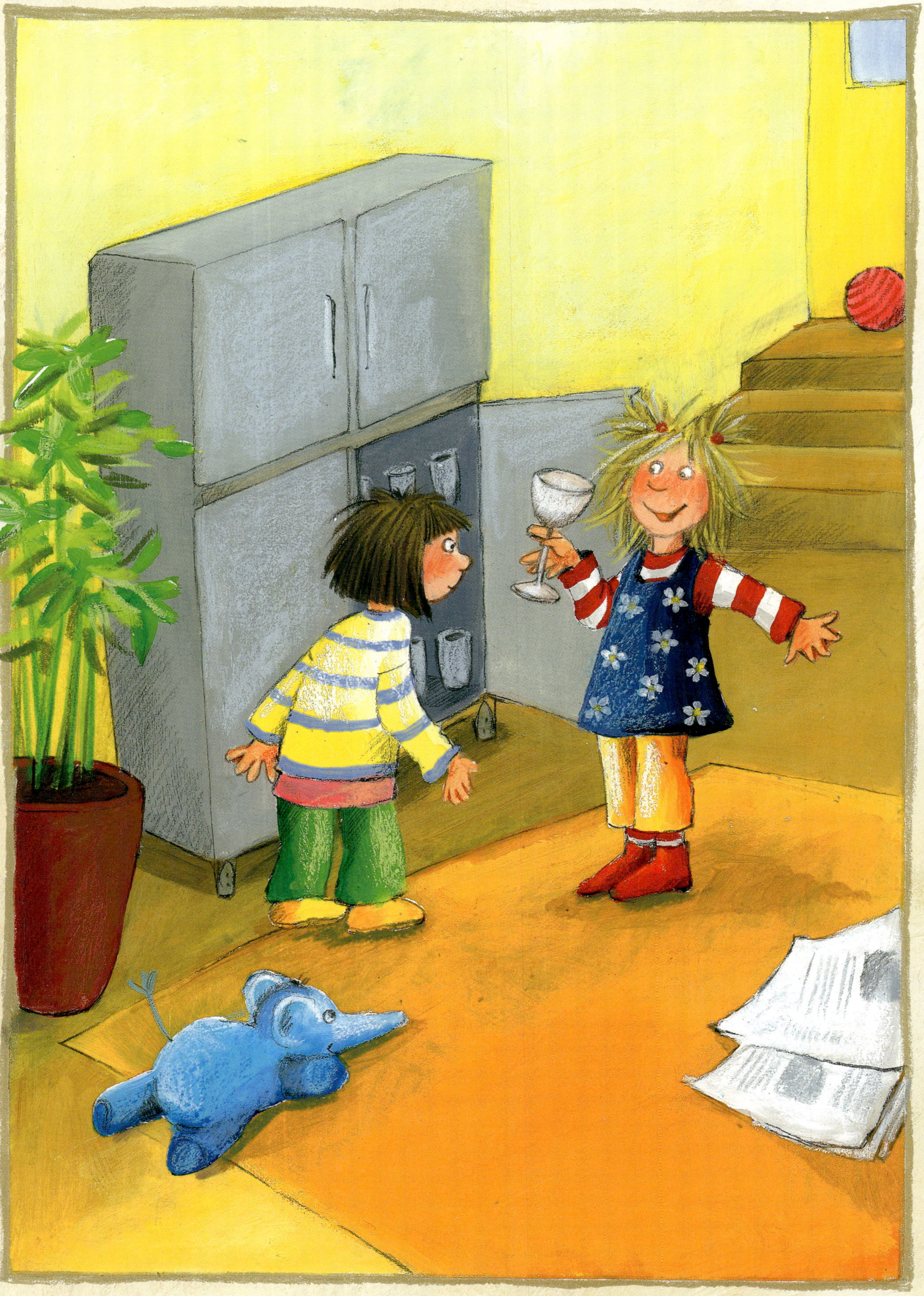

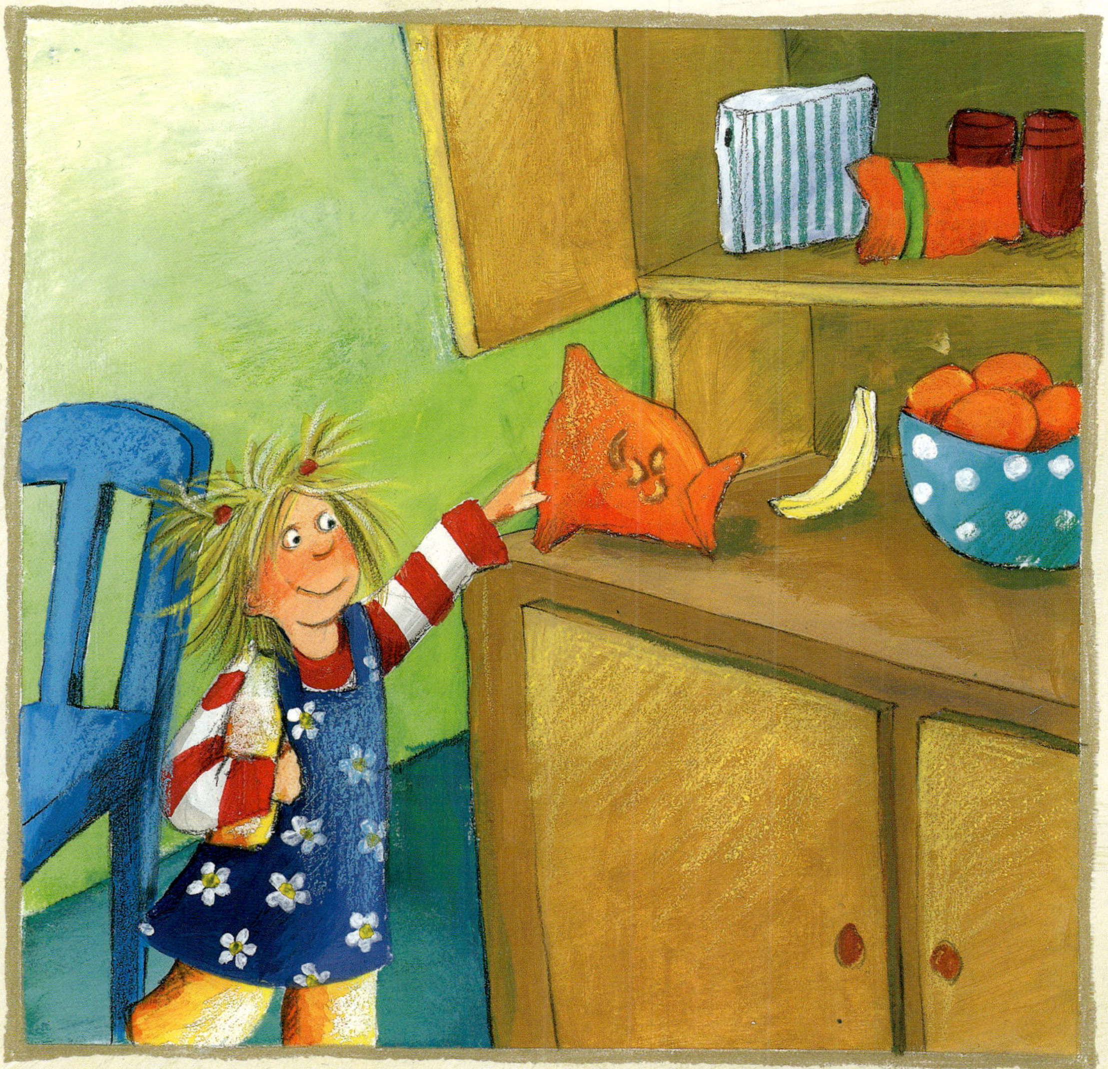

„Ich finde, wir machen unseren gemütlichen Abend im Wohnzimmer!", sagt Marie, als Leas Eltern die Haustür schließen.
Lea lacht: „Genau! Wie die Erwachsenen!"
Sie zeigt Marie die feinen Gläser im Glasschrank. „Nimm die, die dir am besten gefallen!" Inzwischen holt Lea in der Küche eine Flasche Saft aus dem Vorratsschrank und die große Tüte mit den Erdnussflips. Mmmmmhh! Lecker!

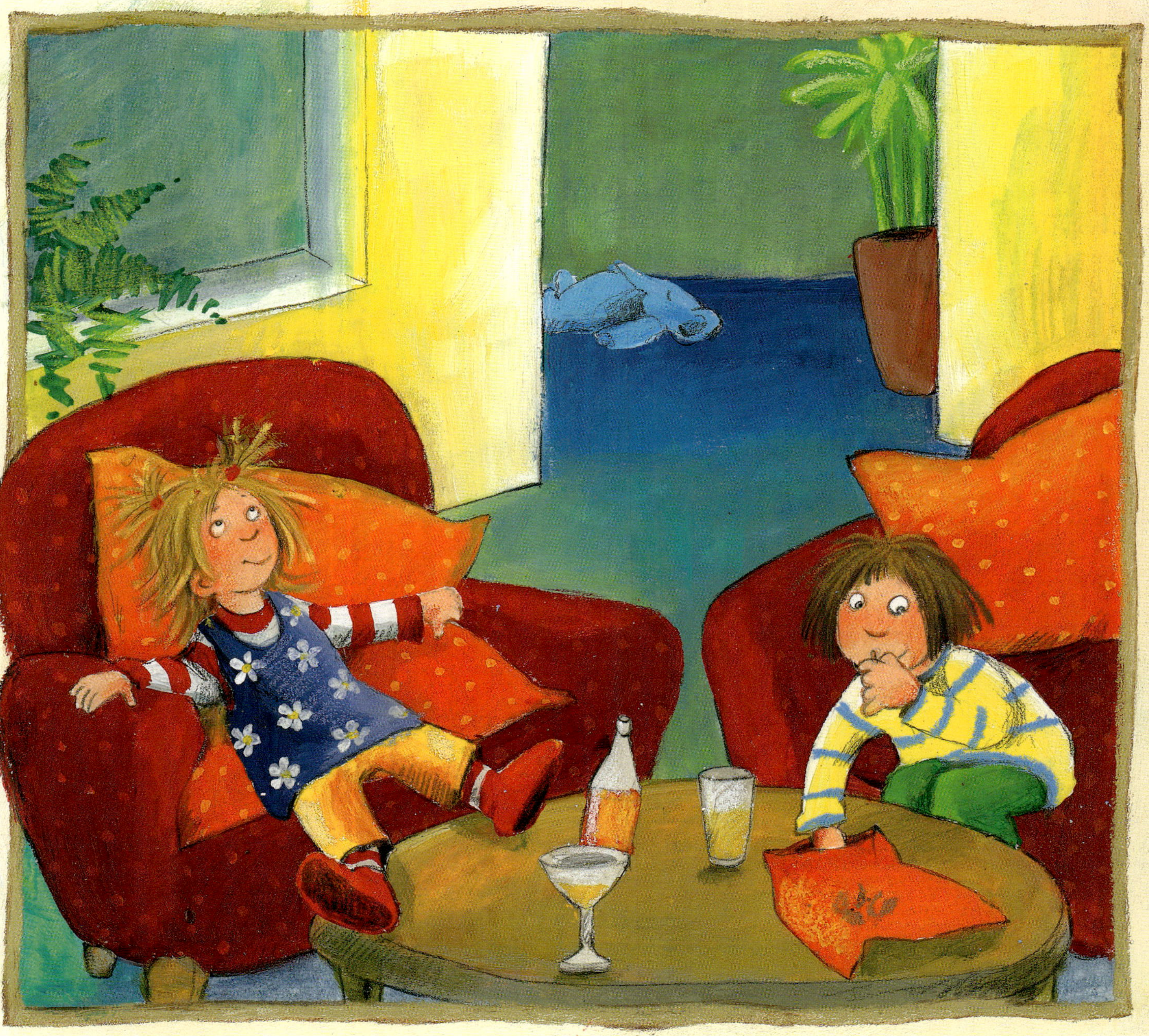

Lea setzt sich in den großen Sessel und legt wie Papa die Beine auf den Couchtisch. Es ist sehr gemütlich! Lea kann hören, wie Marie einen Erdnussflip nach dem anderen zerbeißt. Sonst ist alles still. Und langweilig. Lea springt auf. „Ich hol uns ein Buch!", sagt sie.

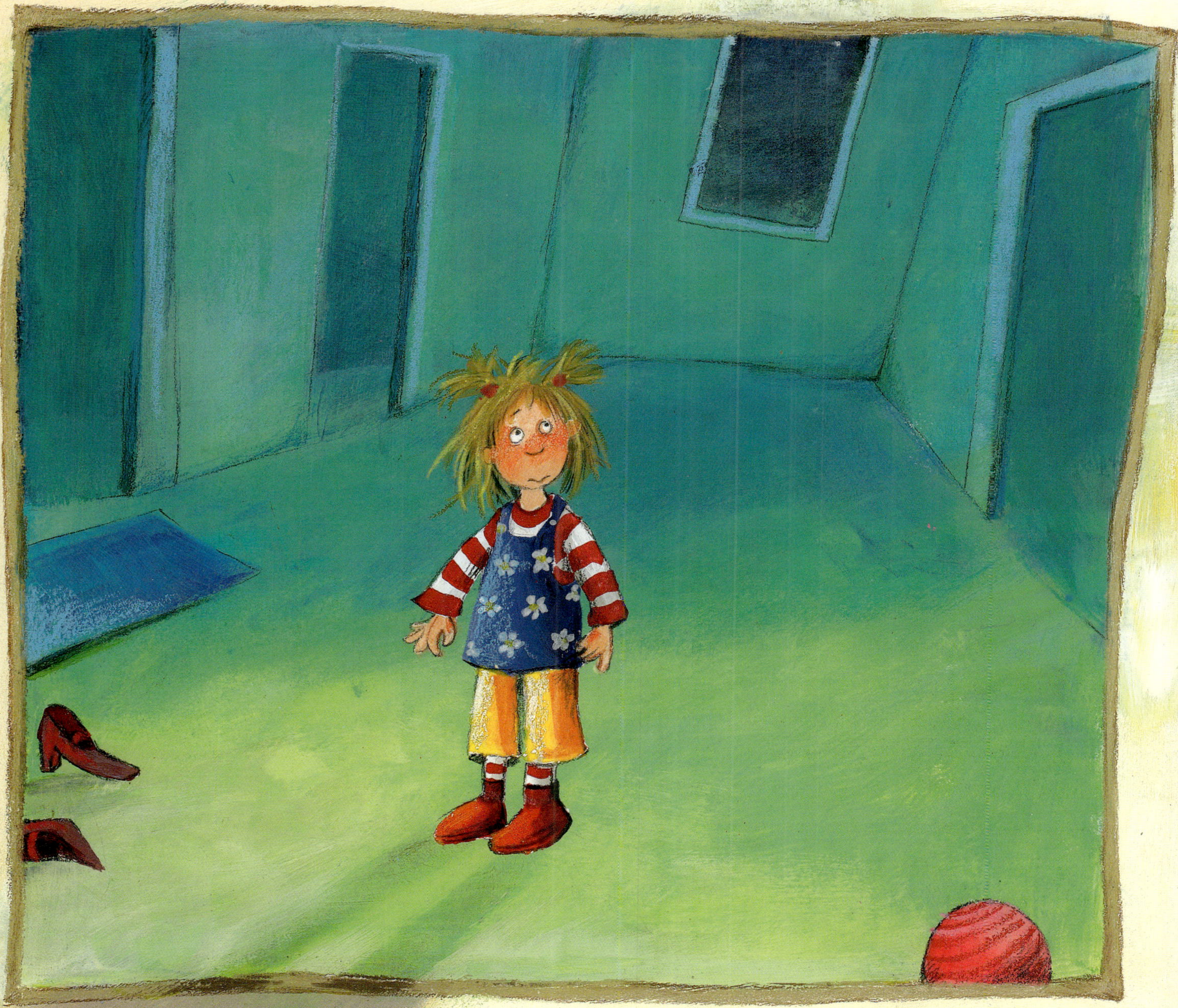

Im Flur ist es dunkel. In Mamas Büro auch. Lea ist ein bisschen unheimlich zumute. Sie schnappt mit der einen Hand das Märchenbuch, mit der anderen drückt sie auf alle Lichtschalter. In allen Räumen. Auch im Klo.

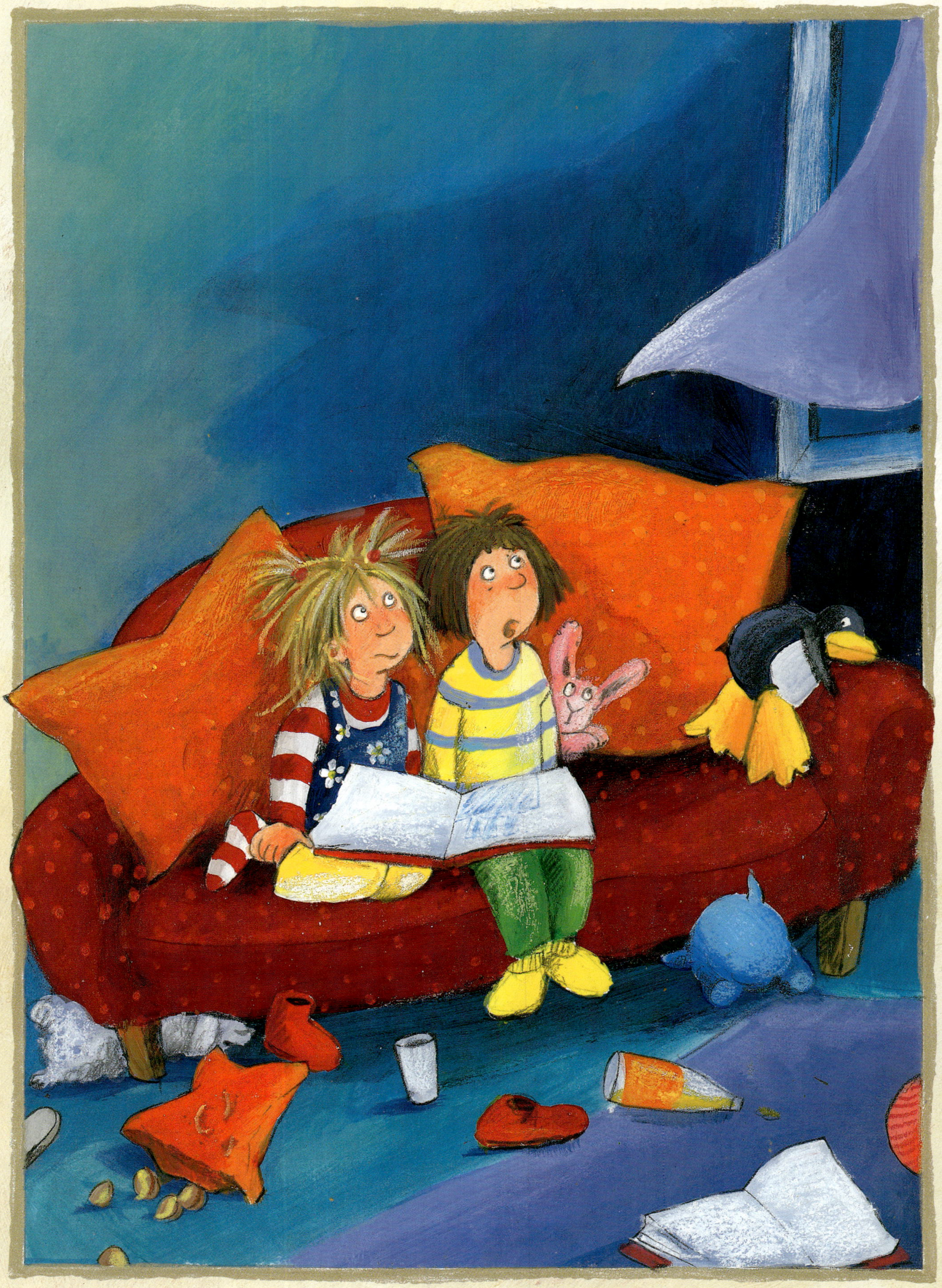

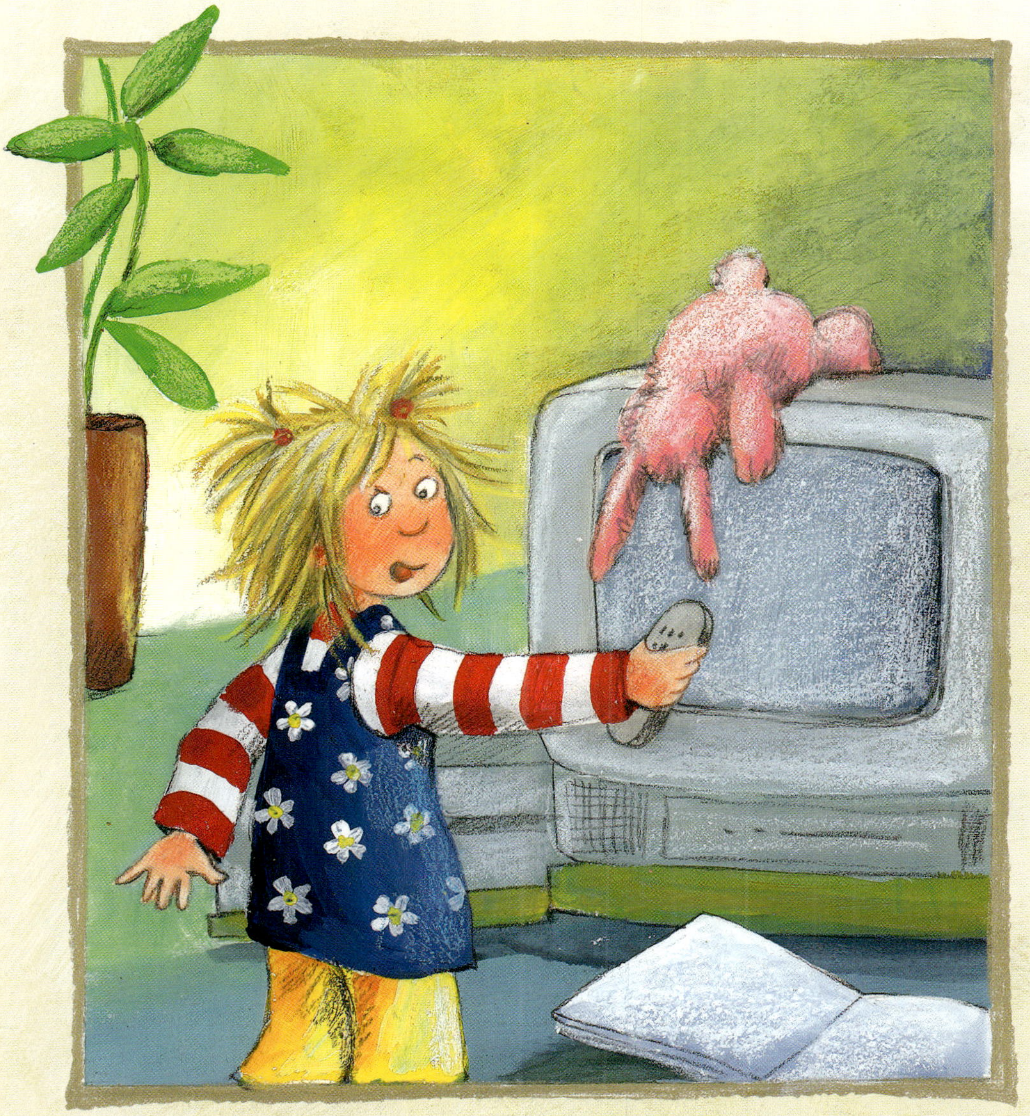

Dann setzt Lea sich zu Marie aufs Sofa. Sie betrachten die Bilder im Buch und versuchen, den Namen des Märchens zu erraten. Da knackt etwas! „Was war das?", fragt Marie. Es knackt wieder. Lea hat das Geräusch noch nie gehört. Es ist heute aber auch still in der Wohnung. „Wir müssen irgendeinen Lärm machen!", schlägt Lea vor. Da fällt ihr Blick auf die Fernbedienung. „Oder wir machen den Fernseher an!" Marie ist unschlüssig. „Nur ganz kurz!", beschwichtigt sie Lea.

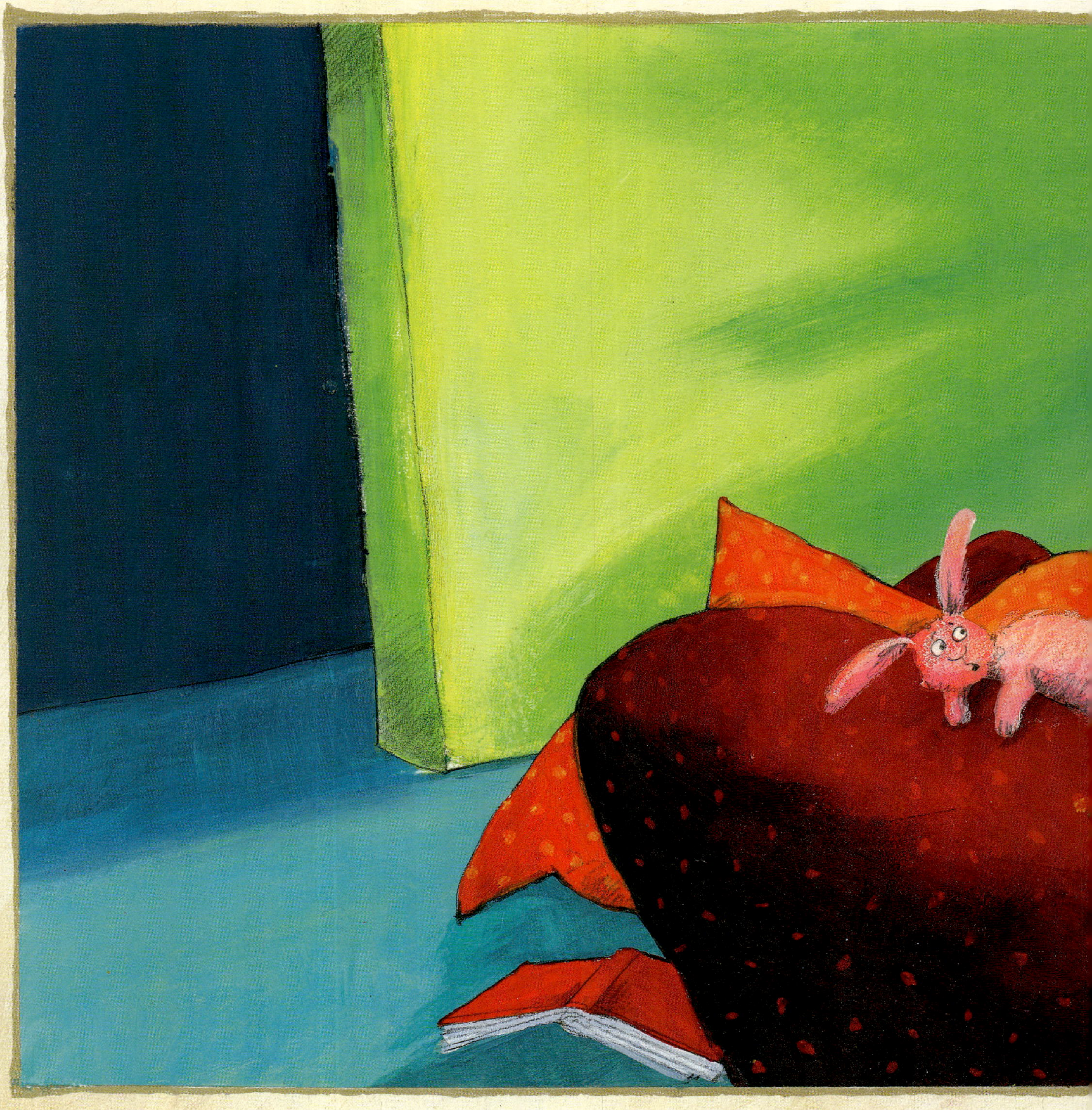

Im ersten Programm kommen Nachrichten, im zweiten Volksmusik.
Lea drückt weiter. Aha, das nächste Programm ist schon besser.
Ein Film mit einer schönen jungen Frau. Das gefällt Lea und Marie.
Die junge Frau wird in einem Schloss festgehalten. Ein Mann ist auch da.

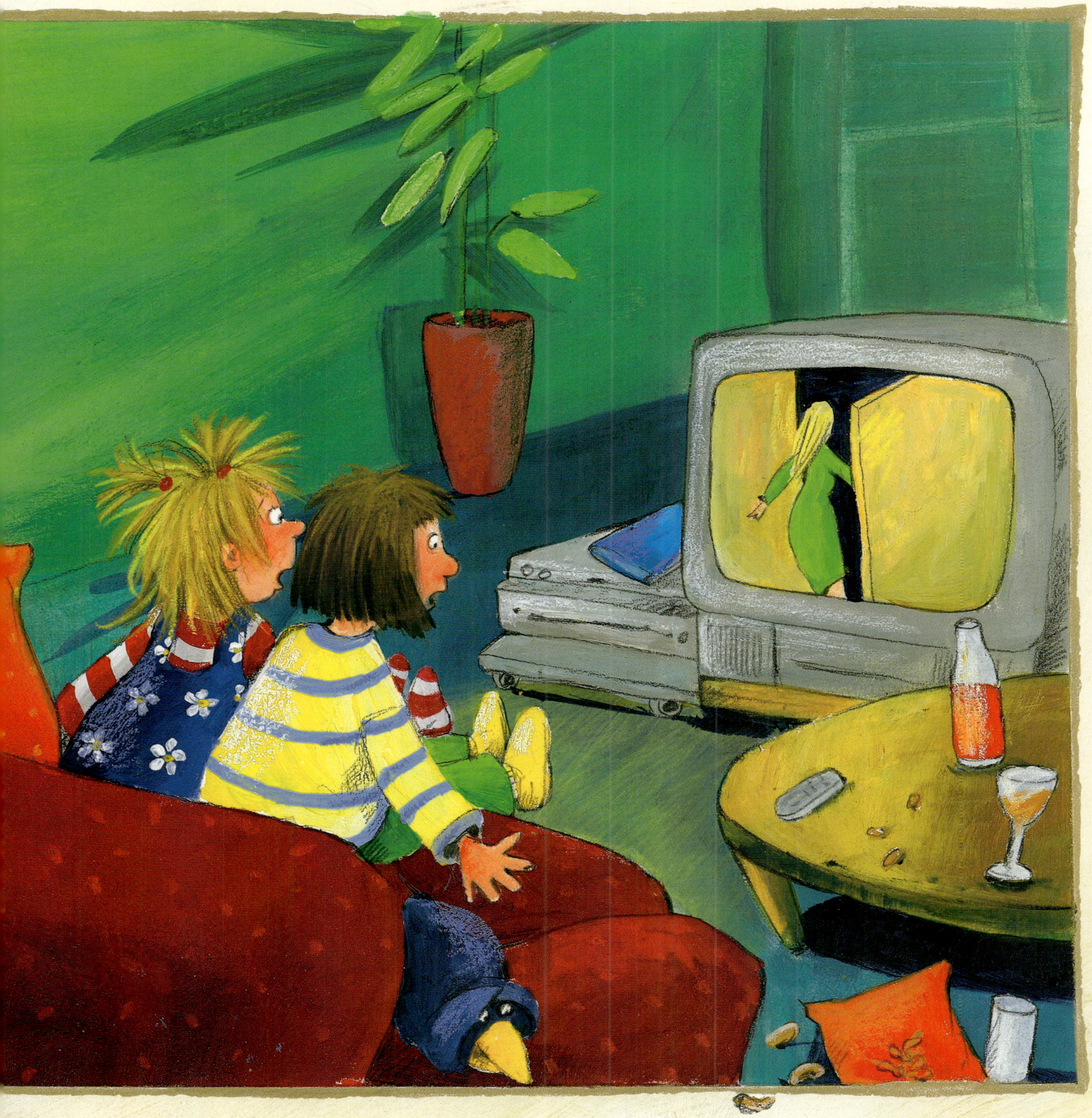

Man sieht ihn aber nie, denn er versteckt sich immer. Als die Frau in den Keller geht, dreht er den Schlüssel von außen zu. Zum Glück ist da noch ein anderer Mann, der die Frau retten will.

Lea und Marie vergessen, dass sie gemütlich im Wohnzimmer sitzen. Sie vergessen die Erdnussflips und auch dass sie den Fernseher ausschalten könnten. Sie sitzen stocksteif auf der Couch und starren auf den Bildschirm. Bis der unheimliche Mann einen Felsen hinunterstürzt. „Komm, schnell ins Bett!", sagt Lea zu Marie und macht den Fernseher aus. Marie geht vor. Lea löscht noch die Lichter in allen Zimmern. Als sie schließlich ins Kinderzimmer kommt und die Leiter zum Hochbett hinaufsteigt, ist Marie schon eingeschlafen.

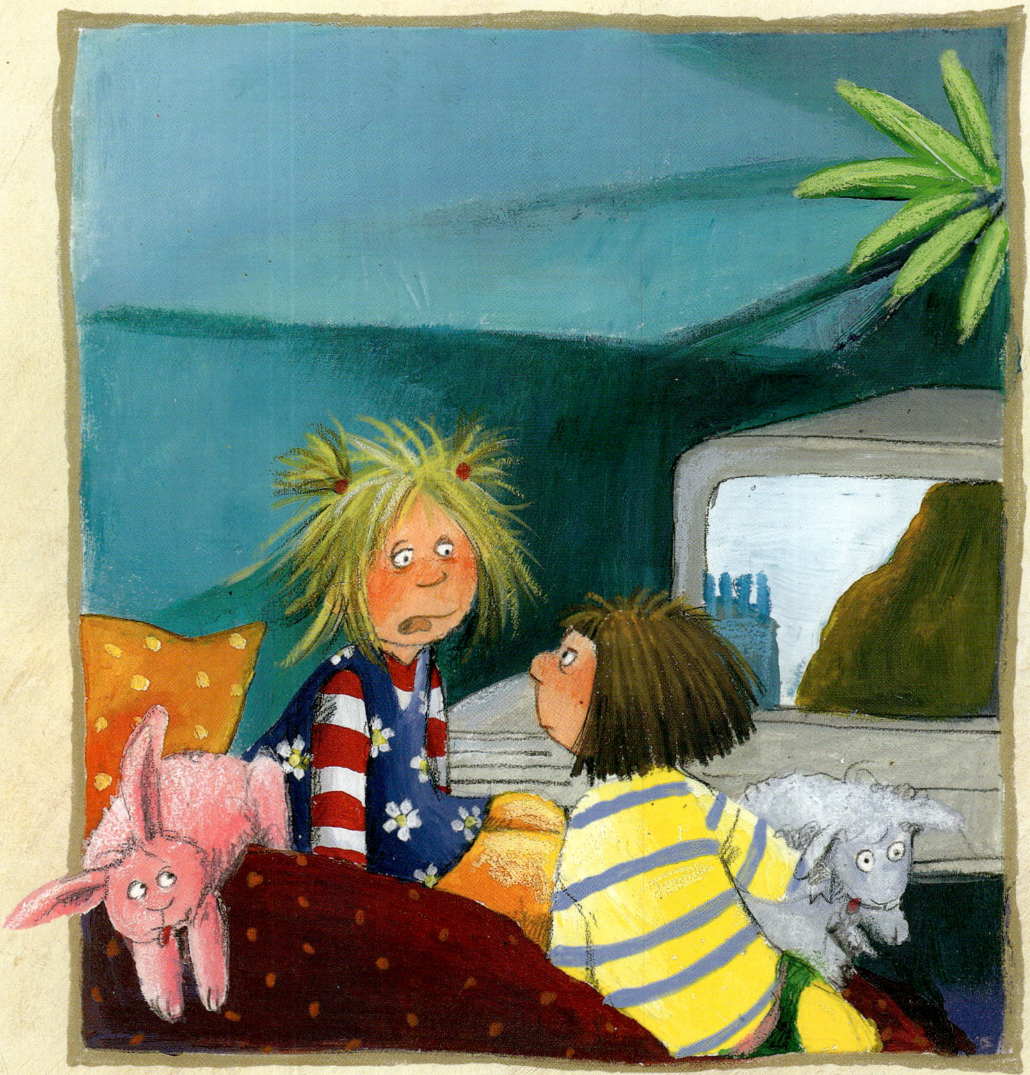

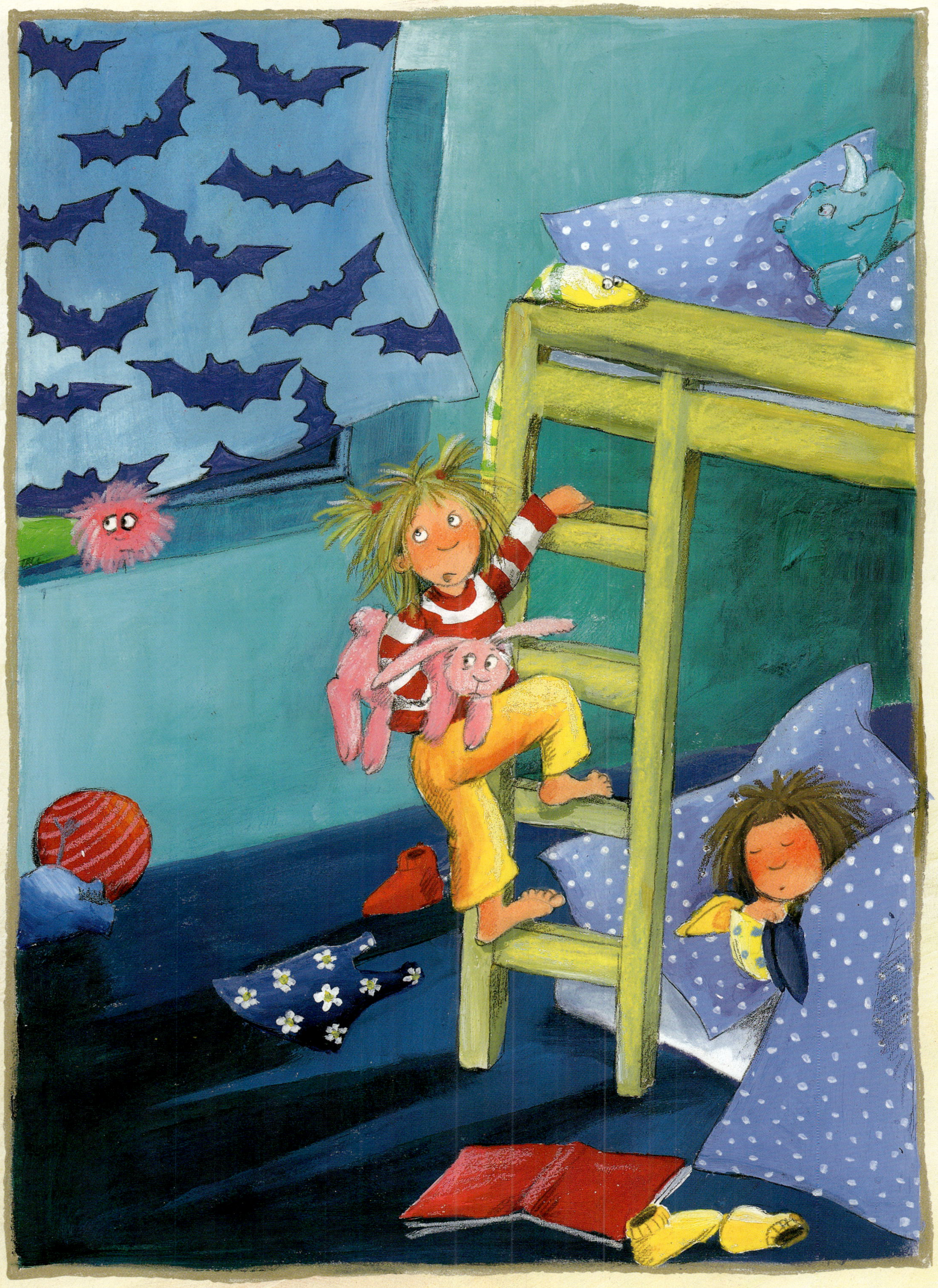

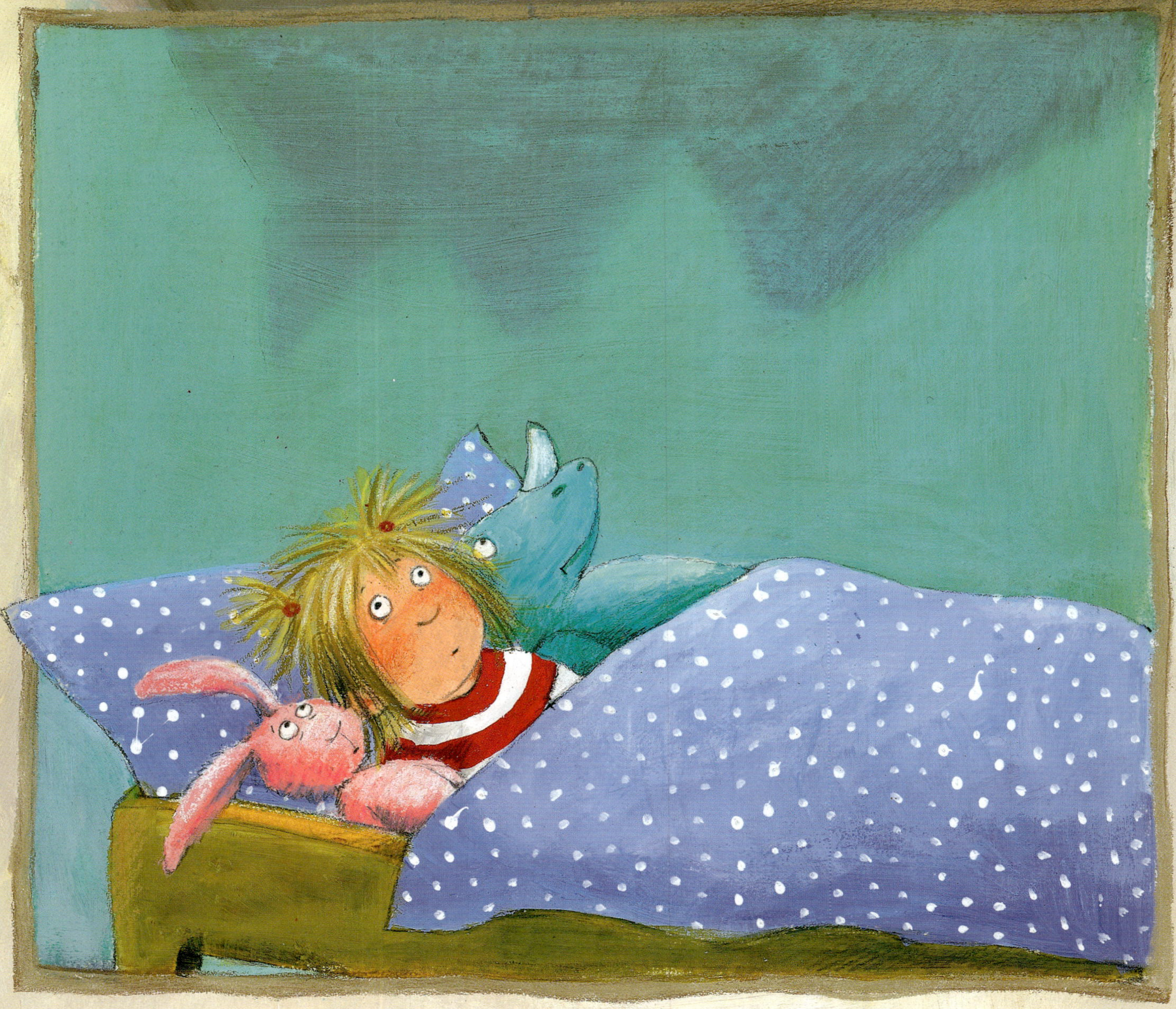

Lea liegt in ihrem Bett und kann nicht einschlafen. Sie ist hellwach. In ihrem Kopf ist der dunkle Keller und das Gesicht des bösen Mannes. Ob es solche bösen Männer auch in Wirklichkeit gibt? Lea ist bang ums Herz. Sie sieht hinunter zur schlafenden Marie und steigt die Leiter

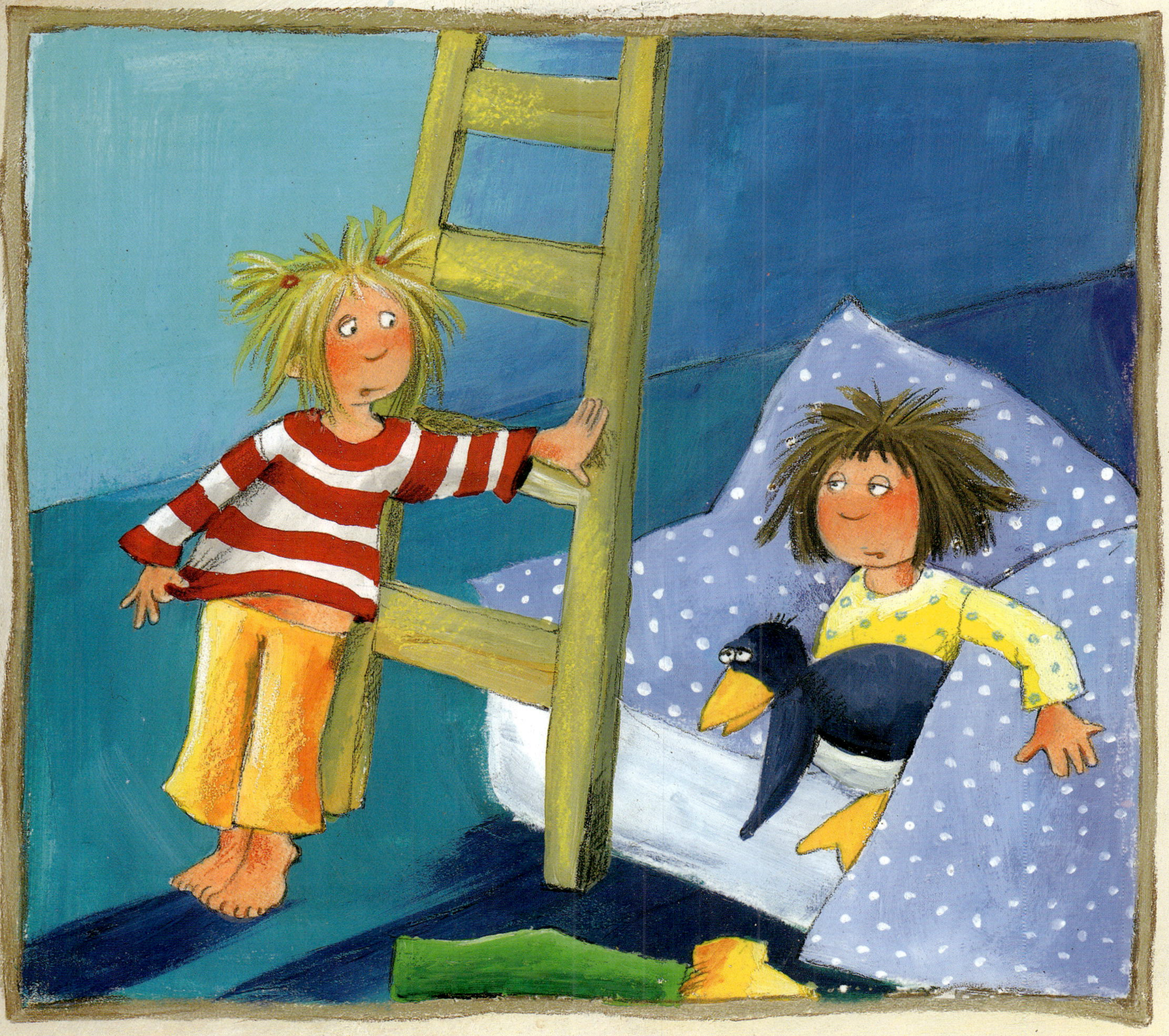

hinunter. Von der letzten Sprosse springt sie mit beiden Beinen auf den Fußboden. Das dröhnt wie ein Paukenschlag. Marie schreckt aus dem Schlaf auf. „Was ist los?", fragt sie. „Nichts!", sagt Lea, „ich kann nicht einschlafen!"

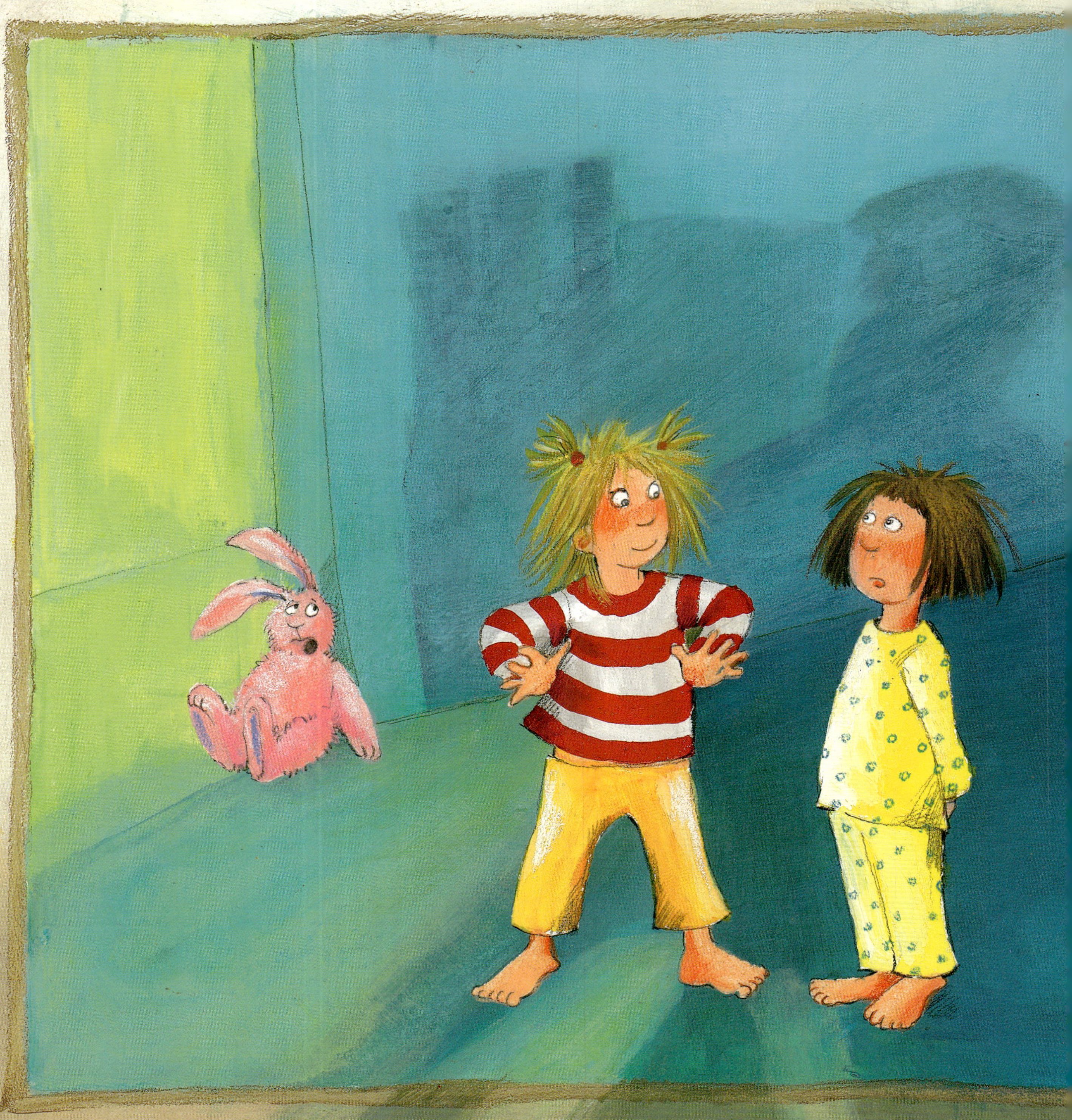

Lea macht die Lampen im Kinderzimmer wieder an und die im Flur auch. Jetzt ist es taghell. Sie steht mitten im Kinderzimmer – aber die Bilder vom Schloss sind immer noch da. Sie sitzen dick und fett in Leas Kopf. „Was machen wir jetzt?", fragt Marie. Sie will weiterschlafen.

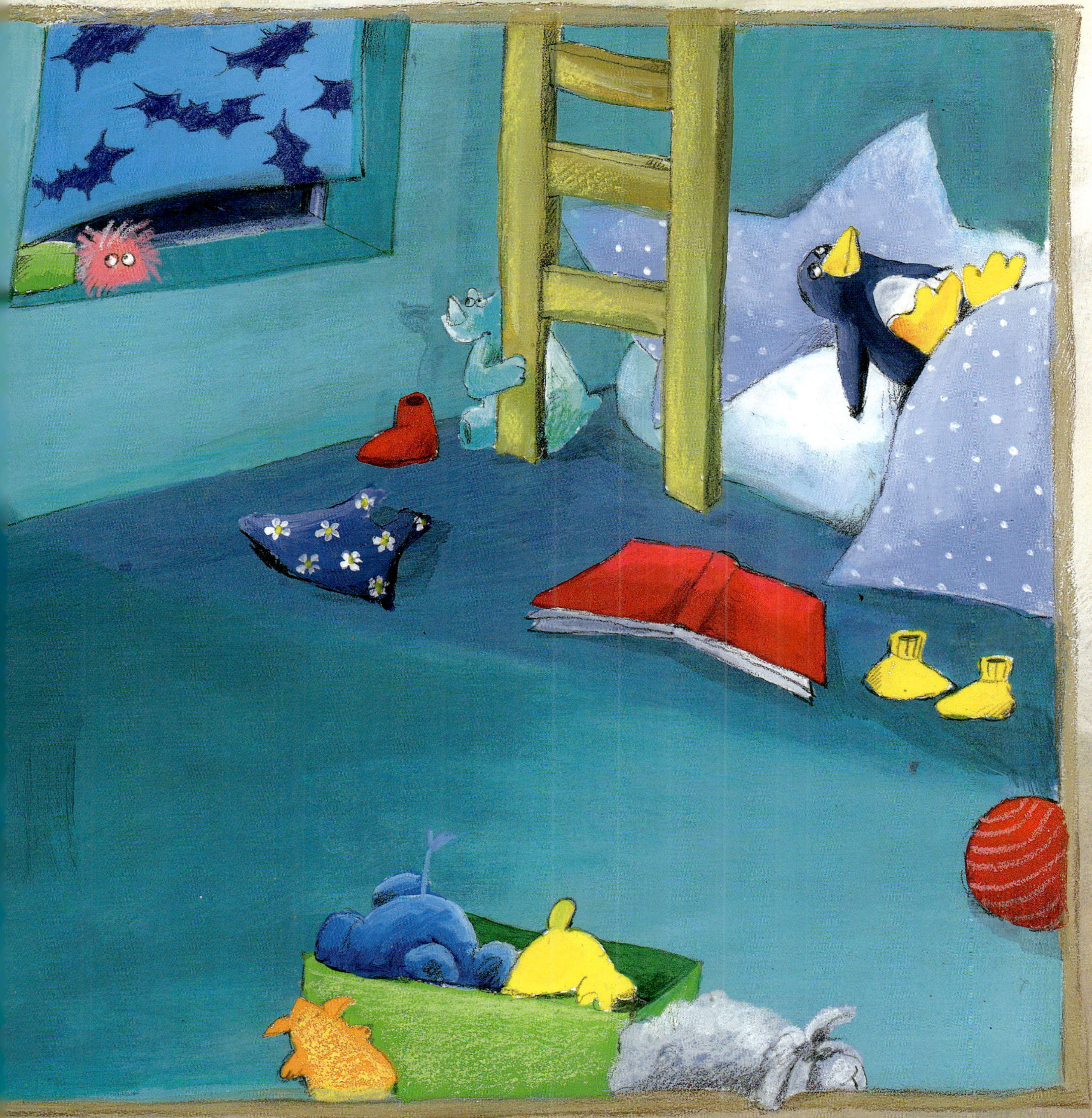

Da fällt Lea etwas ein: „Oma Arnold hat mir erzählt, wie man Gespenster vertreiben kann. Wenn sie einem Angst machen, so muss man sie sich genau anschauen, hat sie gesagt. Das mögen die nicht. Dann hauen sie ab!" „Wie anschauen?", fragt Marie.

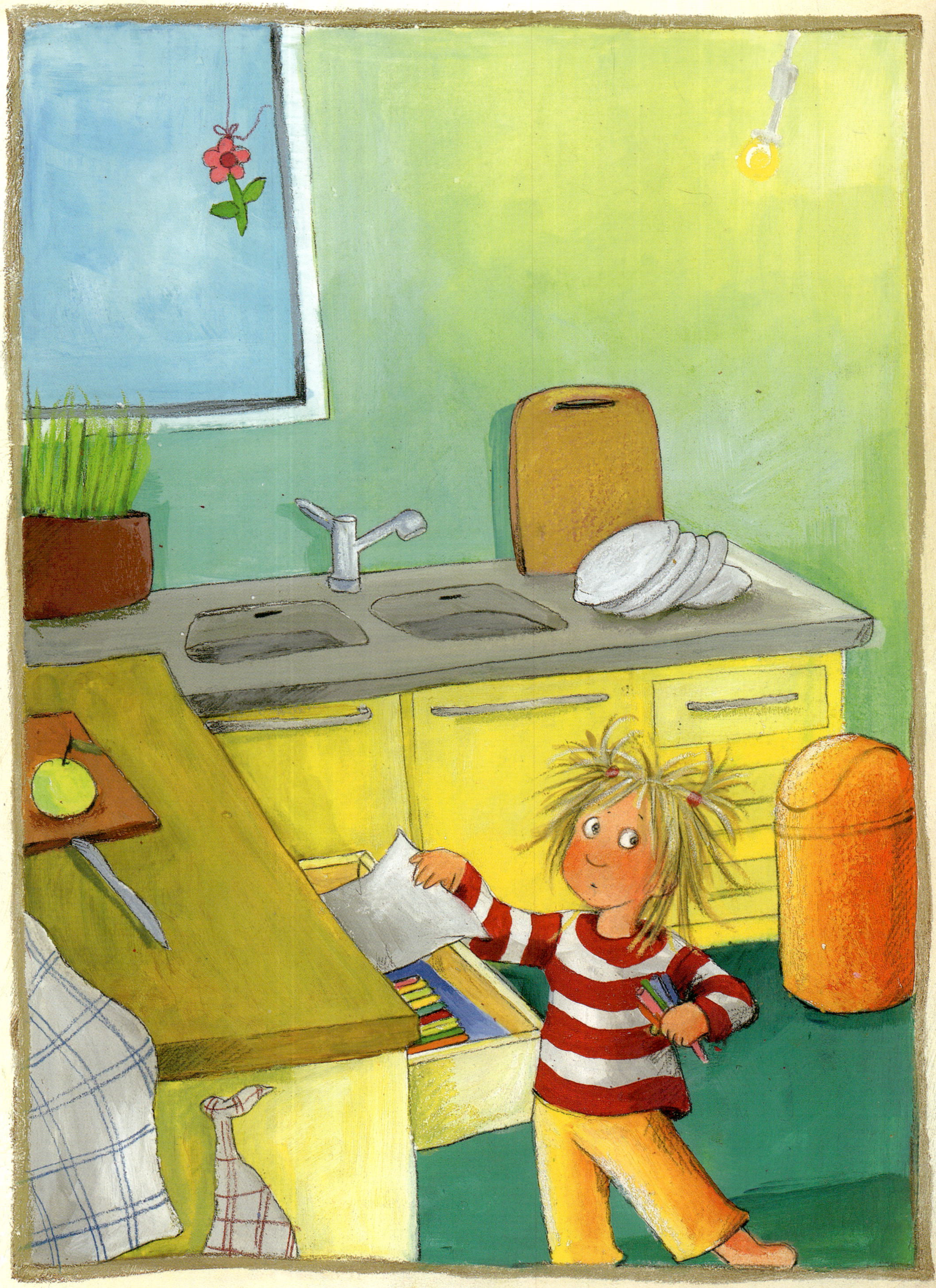

Lea zieht Marie mit in die Küche. Aus der Schublade holt sie ein großes Stück Papier und ihre Wachsmalstifte. „Wir malen jetzt alles aus dem Film auf, genau so gruselig, wie es war! Was malst du?"
Marie will das Schloss mit dem Keller malen. Lea malt den Felsen und viele schwarze Bäume darum herum. Zum Schluss malen sie zusammen den bösen Mann.

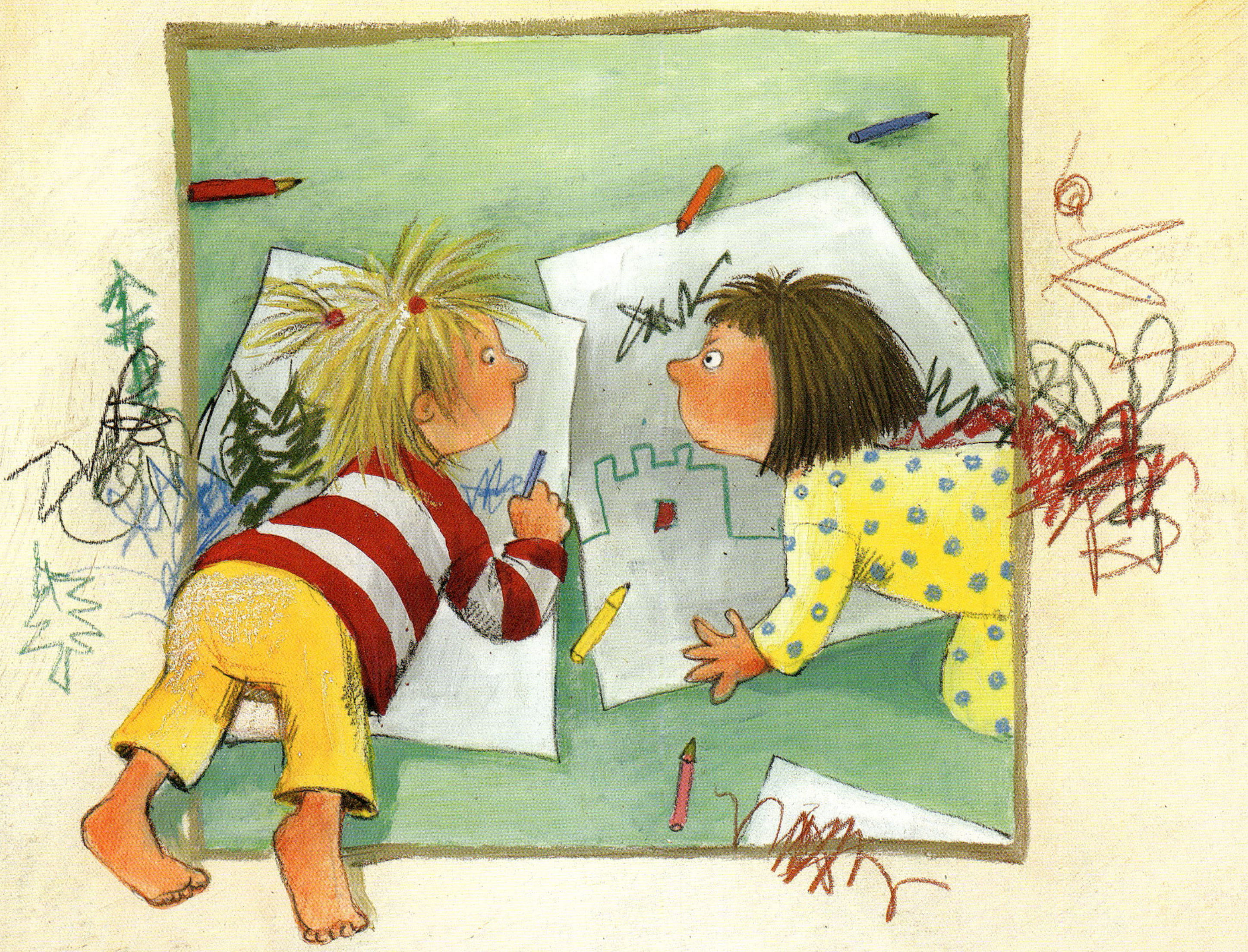

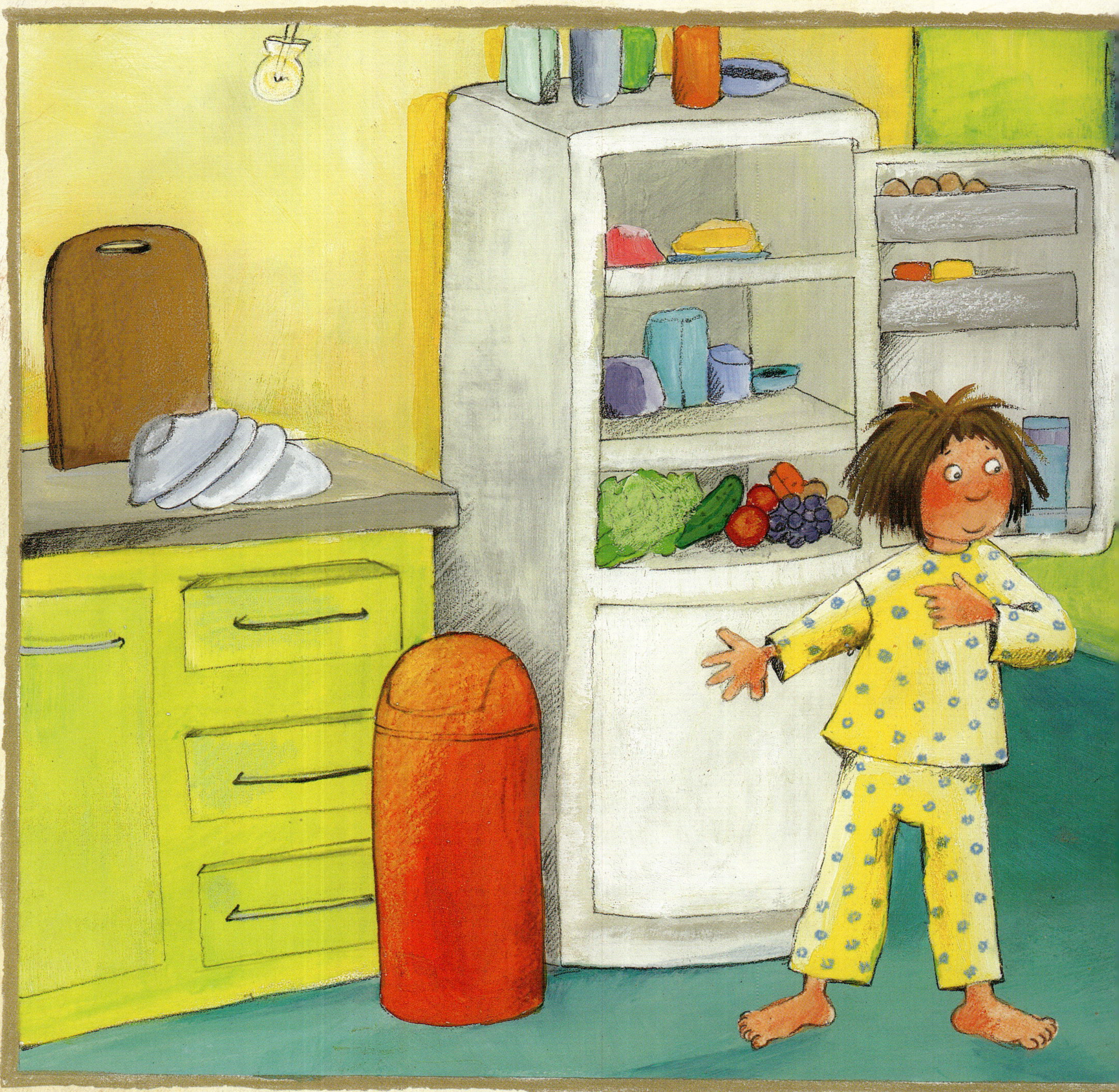

Als das Bild fertig ist, sind Lea und Marie sehr zufrieden. Marie faltet das Blatt klein zusammen, während Lea ins Putzkämmerchen geht. Sie sucht die verrostete alte Blechbüchse, in der Mama früher das Schuhputzzeug hatte. Dahinein legen sie das Bild.

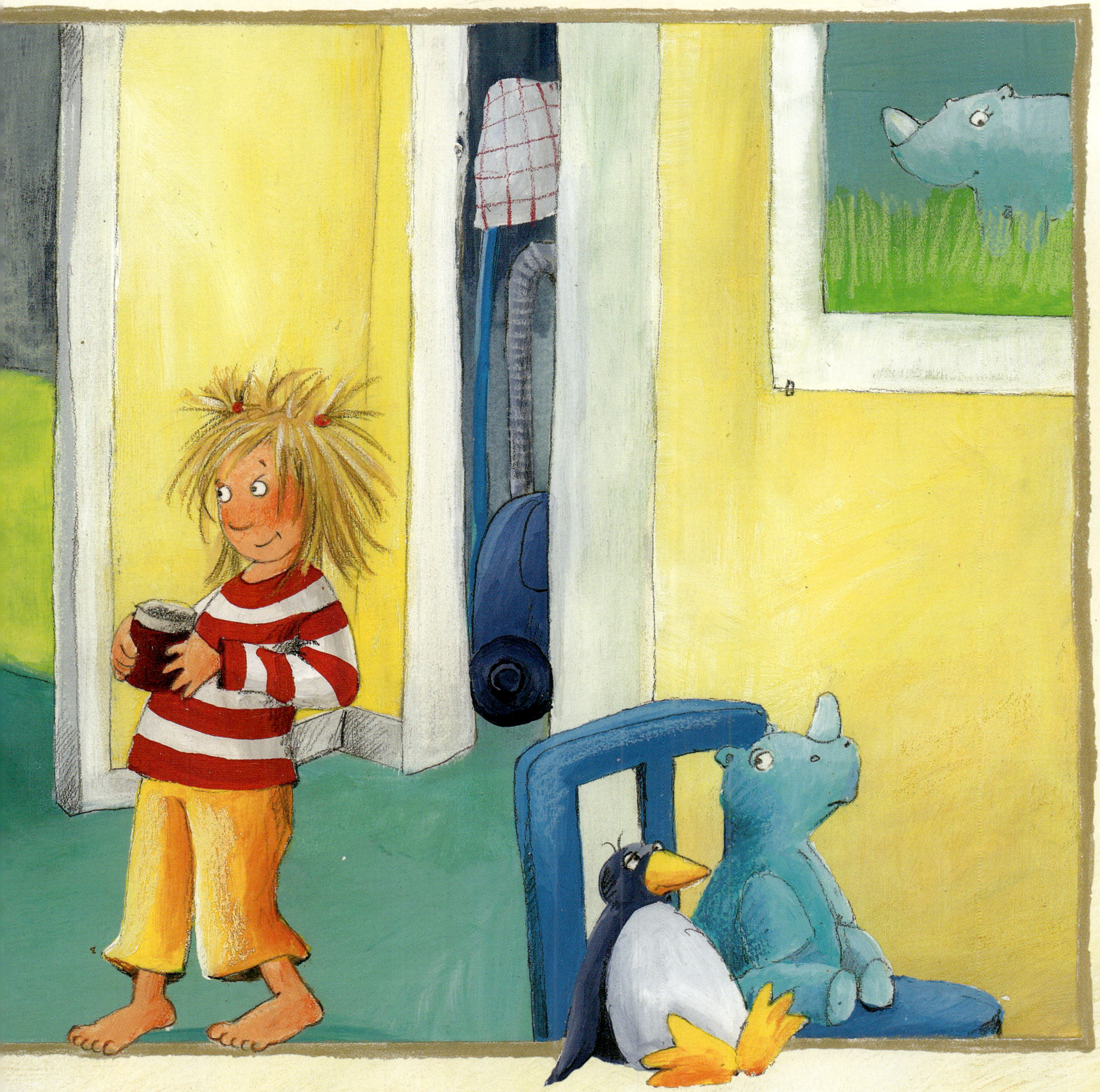

Doch wohin jetzt damit? Marie hat eine Idee: „Wir sperren die Schachtel in den Kühlschrank!", sagt sie. Lea lacht: „Au ja, das geschieht dem bösen Mann recht. Da muss er frieren."

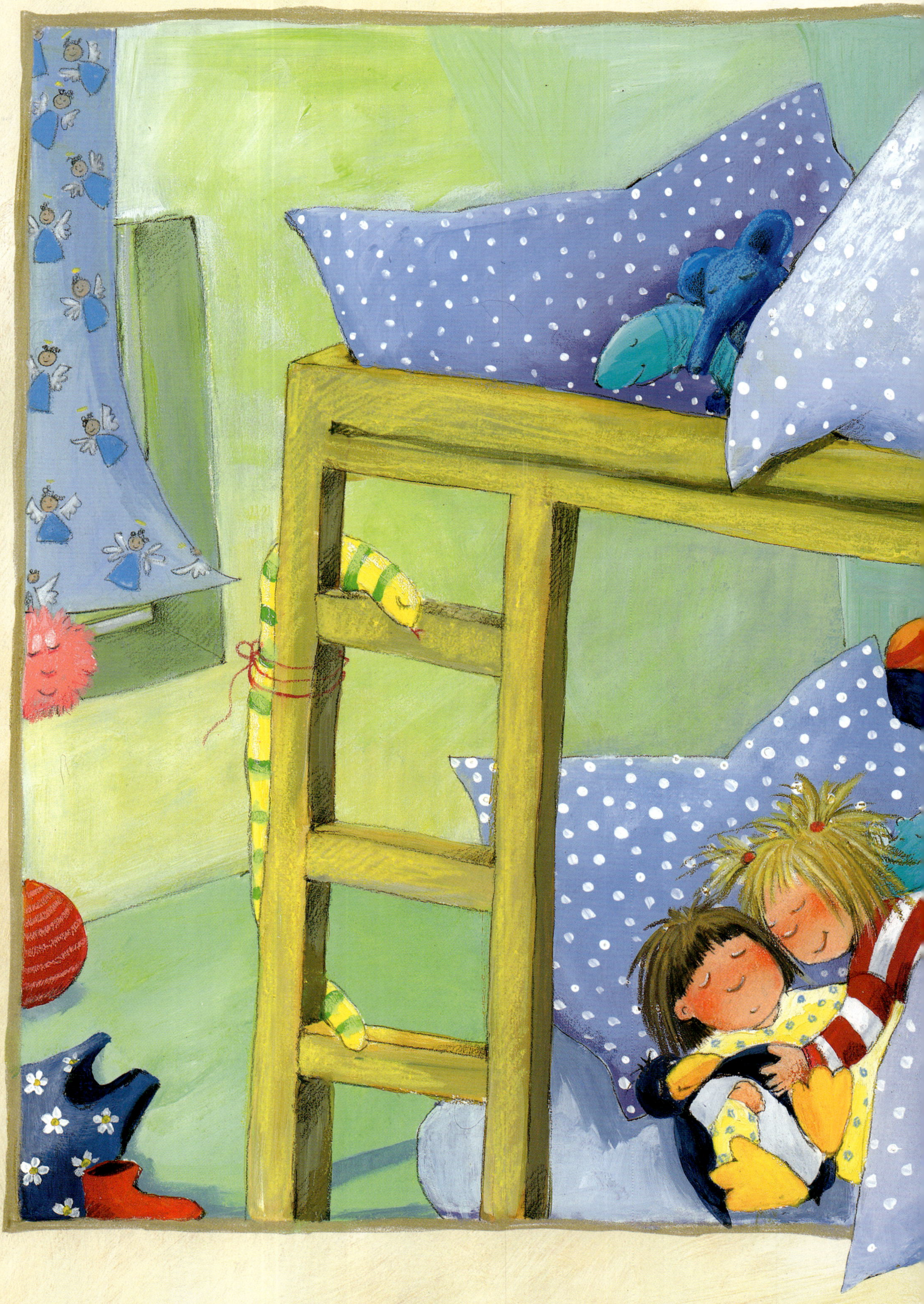

Marie geht zurück in ihr Bett. Lea muss noch Pipi machen. Sie ist sehr müde. Die Bilder vom bösen Mann und dem dunklen Schloss sind weit weg. Bestimmt kann sie jetzt gut schlafen.
Vor dem Bett bleibt sie stehen. „Es kann trotzdem nicht schaden, wenn wir zusammen liegen!", sagt sie und schlüpft zu Marie unter die Decke. Dort ist es warm und gemütlich. Zusammen schlafen Lea und Marie sofort ein.

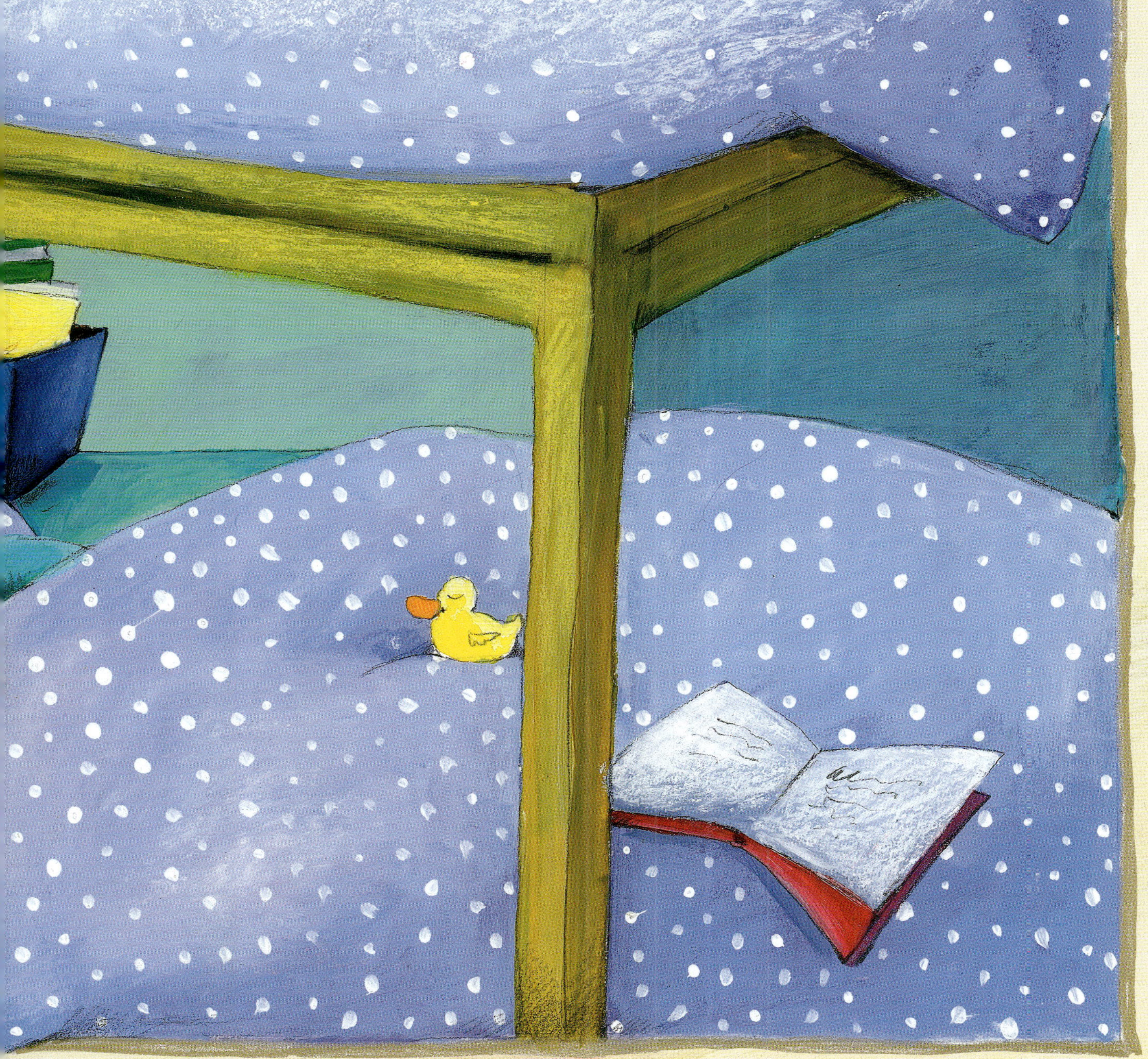

Einbandgestaltung und Produktion:
Uwe Stohrer Werbung, Freiburg

www.kerle.de
Verlag Herder GmbH, D-79080 Freiburg

Druck und Einband:
Himmer, Augsburg 2006
ISBN-13: 978-3-451-70725-4
ISBN-10: 3-451-70725-X